Angie Cecibel Valdivieso Díaz
Juan RodasMosquera
Bolívar Arteaga Coro

Tratamiento a la Angina Inestable

Angie Cecibel Valdivieso Díaz
Juan RodasMosquera
Bolívar Arteaga Coro

Tratamiento a la Angina Inestable

Estudio de casos en pacientes con angor

Editorial Académica Española

Imprint

Cover image: www.ingimage.com

Publisher:
Editorial Académica Española
is a trademark of
Dodo Books Indian Ocean Ltd. and OmniScriptum S.R.L publishing group

120 High Road, East Finchley, London, N2 9ED, United Kingdom
Str. Armeneasca 28/1, office 1, Chisinau MD-2012, Republic of Moldova, Europe
Printed at: see last page
ISBN: 978-620-2-17253-0

TRATAMIENTO A LA ANGINA INESTABLE.

Dra. Valdivieso Diaz Angie Cecibel

Dr. Rodas Mosqueda Juan Enrique

Dr. Arteaga Coro Bolívar Moisés

ÍNDICE

INTRODUCCIÓN

El presente libro corresponde a una investigación más amplia sobre el Tratamiento de la Angina Inestable (Rodas J, 2015), y parte de una tesis que tiene como sustento legal, lo refrendado en la Constitución de Ecuador cuando se precisa:

"Art. 362.- La atención de salud como servicio público se prestará a través de las entidades estatales, privadas, autónomas, comunitarias y aquellas que ejerzan las medicinas ancestrales alternativas y complementarias. Los servicios de salud serán seguros, de calidad y calidez, y garantizarán el consentimiento informado, el acceso a la información y la confidencialidad de la información de los pacientes.

Los servicios públicos estatales de salud serán universales y gratuitos en todos los niveles de atención y comprenderán los procedimientos de diagnóstico, tratamiento, medicamentos y rehabilitación necesarios." (p.166).

Es significativo señalar que los objetivos más importantes de Políticas Mundiales se notificaron en 1977 en la Asamblea Mundial de la Salud, cuya intencionalidad se orientó a mejorar la atención a la Salud, así como perfeccionar el status de los habitantes de la comunidad mundial en condiciones de existencia muy desfavorables, instrumentándose la proclama, “Salud Para Todos en el Año 2000".

Esta proclama vino a transformarse en la meta deseada de países del mundo, en especial de aquellos pequeños, de economías precarias, dependientes y con elevados índices de salud. Ya para 1978, se propuso la estrategia de “Atención Primaria" con el fin de ejecutar programas mínimos de atención y tratar de cubrir el enorme déficit que existía en ese entonces.

Posteriormente, en 1981, se instrumenta el Plan para Latinoamérica, cuyo fin ha sido el de desarrollar y promocionar actividades en salud para de esta forma contribuir a alcanzar los objetivos de las propuestas anteriores.

Es así como en el período 2001 y 2002 se establece en el Ecuador, la Política y la Ley del Sistema Nacional de Salud, los que imprimieron los principios generales y aspectos jurídicos asociados a la reforma estructural del sector de la salud.

Significativo fue el inicio de actividades encaminadas por integrantes del Sistema Nacional de Salud y de la sociedad civil en el Foro Nacional de Investigación en Salud (octubre 2002) y en marzo del 2004, se instala la Comisión de Ciencia y Tecnología (COMCYT) del Consejo Nacional de Salud (CONASA), el cual poseía funciones concretas en el Reglamento a la Ley, e integrada por todos los delegados de las instituciones que constituyen el Sistema Nacional de Salud.

Desde la fecha hasta acá han existido diversos estudios investigativos que valoran la necesidad de perfeccionar métodos y alternativas para ponderar la salud en la sociedad ecuatoriana. Aspectos que tiene como marco conceptual, la política del "Buen Vivir", la que fundamenta derechos refrendados en la Constitución de Montecristi y el Plan del Buen Vivir y aportan elementos necesarios que fundamenta la salud ecuatoriana,

Se reconoce en este sentido, la filosofía del Buen Vivir al incorporar ideas holísticas de la vida humana propias del indigenismo andino y amazónico, pero que encarna un nuevo modelo de vida -frente a la concepción occidental- que va más allá de los indígenas y sirve para todo el planeta. Estas ideas no implican una vuelta al pasado, sino que invita a asumir otros “saberes” y “otras prácticas” al hacer visibles saberes y concepciones que han estado ocultos y dominados por largo tiempo, pero, además, fundamenta sobre estas bases la necesidad de discursos comprensibles para todos y adaptados a todos los lenguajes.

Por tanto, el Buen Vivir es una propuesta integral que impulsa los conocimientos locales como fuente del cambio, la necesidad de un perfeccionamiento en la calidad de vida de los ciudadanos hacia el mejoramiento humano, ponderándose así la necesidad de brindar servicios de salud con calidad; todo lo cual demanda del seguimiento a una de las enfermedades que causa la muerte en miles de ecuatorianos: angina inestable.

A nivel mundial, y según datos reportados por la Organización Mundial de la Salud (OMS), durante 2008, la enfermedad coronaria fue la principal causa de muerte no comunicable en el mundo, siendo un problema de salud pública en países desarrollados y que se incrementan significativamente en países en desarrollo (Serrano G, Jesús M. Pérez, 2012).

En EEUU, por ejemplo, se significan 17 600 000 adultos con enfermedades cerebrovasculares, de estos, 10 200 000 tienen angina de pecho y 8 500 000 ha sufrido un infarto agudo de miocardio; cada año 213 000 fallecen, 7 855 000 advierten nuevos accidentes isquémicos y 470 000 tendrán recurrencia de los mismos. Se muestra en textos consultados que, la mortalidad hospitalaria atribuye al síndrome coronario agudo con elevación del segmento ST (SCACEST) es mayor que la de síndromes coronario agudo sin elevación del segmento ST (SCASEST) con 7 y 5 % respectivamente (Orozco D, 2012)

Estudios realizados han considerado que las estenosis en arterias pueden causar eventos cardíacos adversos graves que podrían evitarse con 2 tipos de tratamiento, uno invasivo y otro conservador. El Estudio RITA-3 demostró que la terapia invasiva redujo en un 50% la incidencia de angina inestable sin efectos sobre la mortalidad (David S. Wald, M.D. y Colectivo, 2013).

Lo anteriormente expresado revelan que los procesos cardiovasculares constituyen un problema epidemiológico a nivel mundial se estima que:

> "...aproximadamente 17 millones de personas mueren cada año por infarto agudo de miocardio (IAM) y accidente cerebrovascular. Se ha estimado que la carga

epidemiológica de estas afectaciones aumentará a un 57% para el 2020 y 50% de las muertes por enfermedades no transmisibles se deberá a estas afecciones" (Poll, J y Colectivo, 2017, p. 2)

Aspecto que condicionó la realización del presente estudio. La sugerencia general es realizar un tratamiento invasivo precoz para disminuir el área de extensión del infarto y por tanto la mortalidad de los pacientes, esto constituye una alternativa al tratamiento precoz mejoran los índices de revascularización. Sin embargo, existen estudios que demuestran que la mortalidad de los pacientes no difiere significativamente ante una estrategia de intervención inmediata en comparación con una terapia intervención diferida (Stefano Savonitto, N. 2014).

Se desarrolló un estudio observacional, descriptivo, de corte transversal de prevalencia correlacional, comprendido por expedientes clínicos de 283 pacientes a los que se les realizó angioplastia en el HTMC en el período 2012 – 2015. Se registraron características demográficas y clínicas, el uso de medicamentos. Se analizaron los resultados durante la estancia hospitalaria y tardía al mes, a los 6 meses y al año. La propuesta permitió evaluar si el tratamiento invasivo de angioplastia es efectivo en pacientes con angina inestable (AI) de más de 12 horas de evolución.

Es una propuesta que mantiene validez hasta la actualidad, por cuanto su instrumentación sistemática ha estabilizado la problemática abordada.

ANGINA INESTABLE

Estudios realizados acerca del infarto de miocardio en 52 países (INTERHEART) revelan que, alrededor de 50 % del riesgo de IAM se le atribuible a la población corresponde al perfil lipídico y 25 %, a la hipertensión arterial. Desde el punto de vista del género, la afección en la mujer se asocia con el aumento del peso corporal y el sedentarismo, por ello las mujeres con síndrome coronario agudo tienen mayor incidencia de hipertensión arterial que los hombres, con elevada significación estadística (Mancia G, y Colectivo, 2013)

Este acierto permite connotar que el control adecuado de la tensión arterial permite lograr una reducción significativa en las tasas de infarto cerebral (30-40 %), insuficiencia cardiaca (15-30 %), insuficiencia coronaria (20 %) y en las tasas de mortalidad en general por todas estas causas (13 %), así como por enfermedades cardiovasculares (25 %), aunque no se refiere en particular el género de la persona expuesta (Bonet A, Bardají A, 2011).

Pero ¿Qué es el síndrome coronario agudo (SCA)?

Según Orlando Álvarez Toledo (2014), el SCA es un término operacional utilizado de manera prospectiva en el momento de la presentación inicial del paciente, permitiendo tomar una conducta terapéutica sin retraso antes de llegar al diagnóstico definitivo. Comprende signos y síntomas sugestivos de isquemia miocárdica aguda e incluye:

1. Infarto del miocardio agudo (IMA) con dos variantes electrocardiográficas:
   a) Con elevación del segmento ST o bloqueo completo rama izquierda
   b) Sin elevación del segmento ST)
2. Angina inestable aguda (AIA)
3. Muerte súbita de causa cardiológica (MSC)

En este sentido, se reconoce que la angina inestable es una

afección de Síndrome Coronario Agudo (SCA) que se produce por un desbalance entre el aporte y consumo de oxígeno a la fibra miocárdica, siendo la causa más común la formación del trombo sobre una placa ateroesclerótica preexistente que presentó una erosión y que va asociada a una vasoconstricción (Sprockel J, 2014).

Este término (Angina inestable aguda) fue usado por Fowler y Conti desde principios de los años setenta para separar una entidad clínica, dentro del espectro de la cardiopatía isquémica, su gravedad y riesgo son mayores que la angina estable pero menores que el infarto de miocardio; siendo su pronóstico variable, no precisamente desfavorable, y expresa la mayor heterogeneidad de esta enfermedad.

Cuando ocurre una lesión endotelial sobre la placa, se expone el tejido conectivo subendotelial permitiendo la adhesión plaquetaria y formando un trombo en la luz del vaso, esto inicia una cadena compleja de eventos que forman una telaraña hemostática que propaga el trombo en la luz ocluyendo el vaso afectado de manera parcial (AI) o total (IAM), que a su vez produce la sintomatología anteriormente descrita (Bosch C, M

2013).

Una mirada a las variantes del Síndrome Coronario Agudo (SCA), se resume en la figura 1.

Figura 1. Síndrome Coronario Agudo (SCA).

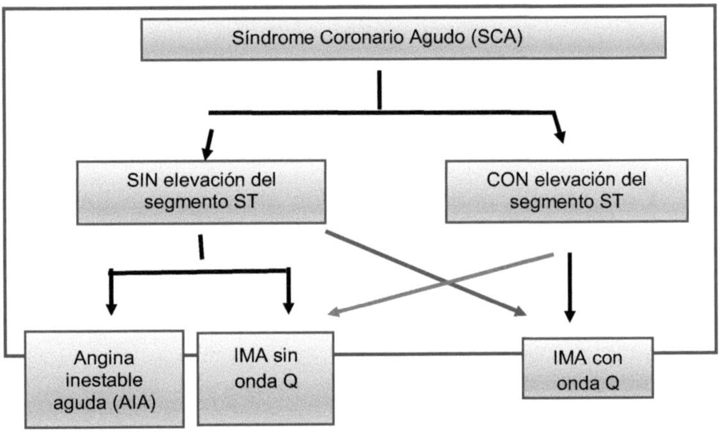

Fuente: Orlando Álvarez Toledo. Síndrome Coronario Agudo. Diagnóstico y tratamiento. (Folleto digital para servicio de cardiología)

Por tanto, el Síndrome Coronario Agudo (SCA), consta de diversas formas producidas por el deterioro o rotura de una placa de ateroma formándose un trombo intracoronario que provoca una angina inestable (AI), un infarto agudo de miocardio (IAM) o muerte súbita (según la cantidad y duración del trombo), la existencia de circulación colateral y la presencia de vasoespasmo en el momento en que se produce la rotura

(Vidan Teresa, 2014).

Los pacientes que presentan Síndrome Coronario Agudo (SCA), pueden presentar complicaciones adversas disímiles, sin embargo, permiten estratificar el riesgo y tomar una conducta al respecto, diversos parámetros clínicos, ecocardiogramas, eléctricos cardiogramas, y marcadores bioquímicos de daño miocárdico. Peña V, y Colectivo, así como Miguel A. Ramírez-Marrero y Colectivo (2014), definen la Angina Inestable como un síndrome clínico que consta dentro del Síndrome Coronario Agudo (SCA), que se caracteriza por dolor torácica opresivo, o de tipo ardor, con o sin irradiación que se presenta durante el reposo.

Estudios realizados por Carlevaro, Oscar y otros (s/f) reconocen la angina inestable como un espectro sintomático amplio ubicado entre la angina de pecho estable por un lado y el infarto agudo de miocardio (IAM) por el otro.

En tal sentido el cuadro clínico heterogéneo de la Angina Inestable está asociada a los diversos nombres con los que se ha tratado:

1. Insuficiencia coronaria aguda.

2. Angina pectoris acelerada.

3. Status anginosus

4. Falla coronaria

5. Amenaza de IAM

6. Dolor premonitorio de la oclusión coronaria

7. Síndrome pretrombótico

8. Angina preinfarto

9. IAM inminente

10. Entre otros.

Las diversas definiciones con la que se conocen concuerdan en puntos esenciales, ellos son:

1. Inestabilidad clínica

2. Frecuentes cambios isquémicos.

3. Ausencia de cambios electrocardiográficos

Por tanto, clínicamente, la Angina Inestable se diagnostica por la presencia de dolor torácico retroesternal urente u opresivo con o sin irradiación y que puede acompañarse de palpitaciones, disnea, síntomas vagales o disautonómicos, dolor referido a la mandíbula, espalda o epigastrio, que inician durante el reposo y la ausencia de marcadores de injuria miocardica en sangre (Sprockel, 2014).

La angina inestable se manifiesta a través de un dolor intenso en el pecho, acompañado de disnea, sensación de desmayo, con una duración mayor de 15 minutos, inclusive en condiciones de reposo, presenta dolor torácico.

¿Qué se recomienda en pacientes con esta patología?

1. Controlarse la presión arterial
2. No fumar
3. Atender y controlarse-en el caso de diabetes- la glicemia.
4. No exceder de peso y mantener estable el colesterol.
5. Poseer una dieta sana, rica en pescado, frutas, verduras, entre otras.
6. Realizar ejercicios físicos.

¿Cuál sería la evaluación inicial a seguir ante la posibilidad de angina inestable?

1. Realizar un interrogatorio al paciente.

2. Hacer un análisis minucioso del ECG en urgencia (con dolor y una vez aliviado)
3. Delimitar marcadores de necrosis miocárdica.
4. Realizar prueba de esfuerzo

El tratamiento de la Angina Inestable se centra en el manejo inmediato de la isquemia miocárdica y la prevención de desenlaces adversos; se puede elegir entre dos estrategias:

1. Estrategia conservadora (estabilización inicial con tratamiento médico y en caso de nuevas recurrencias de angina o pruebas de detección de isquemia positivas, realización de cateterismo)
2. Estrategia invasiva (cateterismo directo)

Estrategia conservadora. Este tratamiento usa 3 tipos de agentes: antiisquémicos: que buscan reducir la falta de oxígeno en el músculo cardiaco (oxígeno, nitratos, morfina, betabloqueantes, calcioantagonistas, inhibidores de la enzima convertidora de angiotensina); antiplaquetarios: buscan disminuir la formación y propagación del trombo bloqueando la activación y agregación plaquetaria (aspirina, inhibidores de la glicoproteína IIb/IIIa, antagonistas del receptor de ADP)[7]; y antitrombóticos: que previenen la propagación del trombo (heparina no fraccionada, heparina de bajo peso molecular). (Furio Colivicchi, y Colectivo 2010).

El infarto agudo de miocardio sin elevación del segmento ST y la angina de pecho inestable, continúa generando controversia respecto a si se debe diagnosticar y tratar de manera invasiva.

Estrategia invasiva. Este tratamiento incluye revascularización con procedimientos coronarios percutáneos (PCI) o cirugía de bypass coronario.

Hoy en día, el Síndrome Coronario Agudo sin elevación del segmento S-T (SCASEST) tiene como tratamiento de elección la angiografía coronaria, y si es factible la revascularización mediante intervención coronaria percutánea. Existe cierta incertidumbre respecto al género, debido a las estadísticas insuficientes; sin embargo, tanto mujeres como varones deben ser tratados por igual (Miguel A. Ramírez-Marrero, 2014)

Este tratamiento tiene una tasa de éxito superior al 90%, mejorando la sobrevida y la función ventricular izquierda siendo la terapia de elección durante las 12 primeras horas de haber iniciado los síntomas. Es importante mejorar el pronóstico postintervención, respecto a cambios en el estilo de vida y tratamiento farmacológico, individualizando los factores de riesgo (Nilson López, MD, 2011).

-Angioplastia como tratamiento de la Angina Inestable.

La angioplastia es un procedimiento mínimamente invasivo, seguro y eficaz como tratamiento de la cardiopatía isquémica, enfermedad de alta prevalencia, que hoy en día genera gran impacto en la morbimortalidad de la población. El procedimiento consiste en el uso de técnicas de imágenes con el objetivo de guiar un catéter que contiene un balón en la parte distal en el vaso coronario con estenosis y evitar la isquemia miocárdica.

Este procedimiento, en pacientes que padecen angina de esfuerzo, mejora los síntomas (dolor, disnea). En pacientes que padecen Síndrome coronario agudo (SCA), reduce el riesgo de daño cardíaco y al mismo tiempo previene la oclusión del vaso coronario evitando un infarto.

Actualmente, existen diversas vías arteriales alternativas como: vía braquial, transradial y ulnar; sin embargo, el acceso arteria femoral es la vía de elección más común, puesto que propicia mayor rapidez y fácil localización por ser un vaso de mayor calibre.

Como todo procedimiento, cursa con complicaciones, que en la mayoría de los casos está asociado a factores relaciones tanto con las condiciones clínicas del paciente como las relacionadas con el procedimiento y materiales utilizados. En orden de frecuencia, las complicaciones vasculares, que están asociadas con la calcificación de la arteria puncionada son obesidad, sexo, edad, Hipertensión Arterial (HTA) y el uso de anticoagulantes, dando como resultados hemorragias, hematomas, fístulas, pseudoaneurismas e isquemia en el sitio de la punción.

Este procedimiento actualmente es muy efectivo pues permite abrir los vasos sanguíneos a partir de un globo (balón) pequeño que se infla dentro de estos vasos, y se le coloca un "stent" o "endoprótesis vascular", consistente en un dispositivo para mantener el vaso sanguíneo abierto. (Observe el gráfico: Angioplastia y colocación del stent)

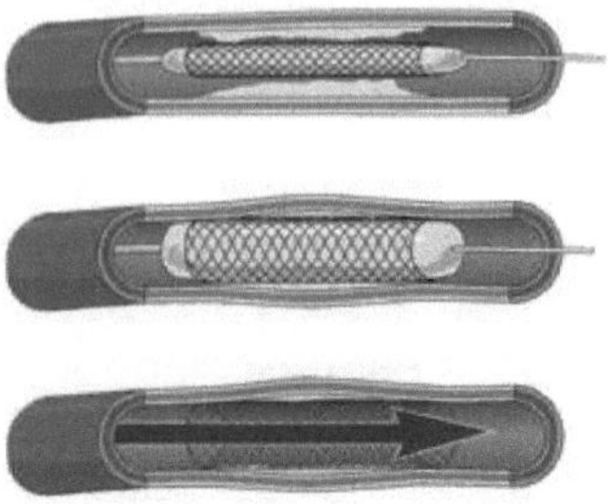

Fuente: Folleto informativo para pacientes y sus familias. 2011 Intermountain Healthcare

¿Cuáles son los riesgos y posibles complicaciones en la aplicación del tratamiento?

Beneficios potenciales:

La Angioplastia y la colocación de stent pueden:

- Aliviar los síntomas de la PVD mediante la apertura de un vaso sanguíneo estrecho u obstruido que suministra sangre a un brazo o una pierna.
- Ayudar a evitar o tratar un accidente cerebrovascular mediante la apertura de un vaso sanguíneo estrecho u obstruido que irriga al cerebro

Riesgos y posibles complicaciones:

Aunque la Angioplastia y la colocación del stent se consideran generalmente seguras, pueden presentar los siguientes riesgos y posibles complicaciones:

- Entumecimiento o debilidad por debajo de la inserción del catéter (poco frecuentes y pasajeros)
- Hemorragias o infección en el sitio donde se colocó el catéter (poco frecuente)
- Reacción alérgica al medio de contraste (muy poco frecuente)
- Reducción de la función renal (o insuficiencia renal en casos poco frecuentes)
- Lesión vascular coagulo de sangre, accidente cerebrovascular o muerte en casos extremadamente raros.
- Exposición a la radiación, que puede aumentar ligeramente el riesgo de padecer cáncer a lo largo de la vida.

Riesgo adicional de la Angioplastia: nuevo estrechamiento del vaso sanguíneo en un futuro (un stent puede reducir este riesgo)

Riesgo adicional de la colocación de stent: coágulos sanguíneos en el stent.

Alternativas:

- Las alternativas a la angioplastia y/o la colocación del stent pueden incluir: Cirugía para abrir un vaso sanguíneo o realizar una derivación (bypass). Medicamentos

(Tomado de Folleto Informativo para pacientes y sus familias. Intermountain Healthcare. 2011).

-HOSPITAL TEODORO MALDONADO CABO

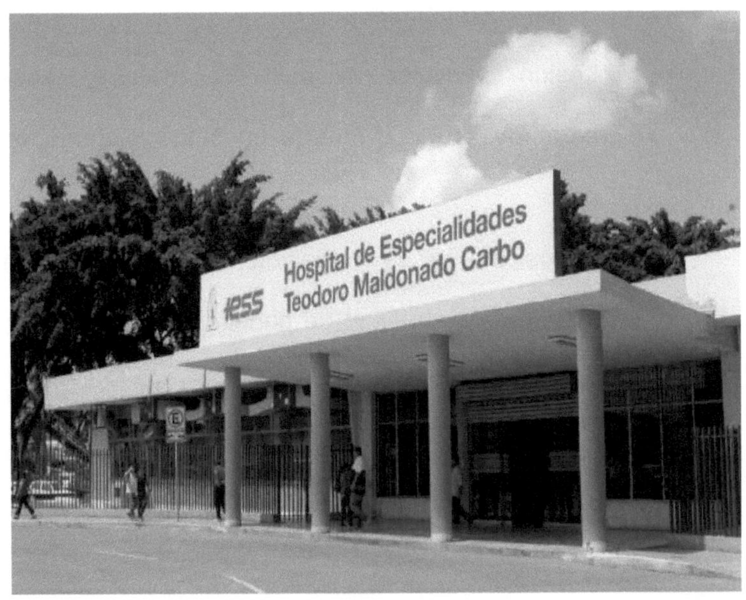

El Hospital Teodoro Maldonado Carbo en la ciudad de Guayaquil, Ecuador, fue inaugurado un 7 de octubre de 1970 durante le presidencia del Dr. José María Velasco Ibarra, quien estuvo presente junto al Arzobispo Bernardino Echeverría, el cual recordó el deber del médico frente al paciente y evocó el alivio del dolor como símbolo de su misión.

Desde su creación hasta la fecha, ha tenido un trabajo sistemático en la atención al paciente; cuenta con un personal calificado formado en Universidades dentro y fuera del país que lo ha ubicado en centro referencial de la medicina ecuatoriana.

En su desarrollo, se ha enfocado, a lo lardo de los años, en la búsqueda de la vanguardia de la medicina ecuatoriana, incorporando nuevas tecnología y especialidades para ponerlas al servicio de sus afiliados, y a pesar de los avalares políticos que cíclicamente han sacudido a la Institución, ha logrado mantener estándares aceptables de atención.

Diversas acciones médicas ha liderado el Hospital en especialidades como la cirugía cardiovascular, la nefrología y el trasplante de riñón, el laboratorio hormonal y de citogenética, así como en áreas como oftalmología, gineco-obstetricia, fisioterapia, y rehabilitación.

Los servicios de consulta en el departamento de Hemodinamia cuentan con un personal calificado; médicos, enfermeras y técnicos, todos con mucha práctica en el manejo de instrumentos y atención al paciente.

En esta área de trabajo, su colectivo, posee la capacidad de resolver cateterismos cardíacos, tanto derecho como izquierdo en pacientes con cardiopatías adquiridas y congénitas: tipo Valvuloplastía Mitral Percutánea en pacientes con Estenosis Mitral Pura, y Valvuloplastías Aórticas e Implante Percutáneo de Prótesis Valvular Aórticas; procedimientos de Intervención Coronaria Percutánea (por vía de acceso femoral como por vía radial), en pacientes con cardiopatías Isquémicas estables, eventos coronarios agudos (Angioplastia Primaria) y patologías valvulares. Todo lo cual asegura la salud del paciente.

Lo expresado anteriormente es en respuesta al llamado del Ministerio de Salud Pública del Ecuador, el cual ha abordado la problemática desde la perspectiva de la calidad de los servicios de salud, en convenio con proyecto de Acreditación Hospitalaria en base al Modelo Canadiense desde el 2013, a partir del cual se promueve la seguridad del paciente como cimiento de la gestión en salud y eje transversal de la excelencia en la atención sanitaria, a todos los establecimientos de salud del territorio ecuatoriano.

Lo anterior indica que, la atención en el Hospital de Especialidades Teodoro Maldonado Carbo de Guayaquil, en Ecuador, adquiere el compromiso de minimizar los riesgos involuntarios con la finalidad de garantizar una atención con seguridad, calidad y calidez.

-Notas sobre una experiencia.

De enero del 2012 a agosto del 2015 se realizó un estudio observacional, descriptivo de corte transversal de prevalencia correlacional en el Hospital Teodoro Maldonado Carbo. Para la búsqueda y recolección de datos, se solicitó la revisión de expedientes clínicos de acuerdo a los registros del Departamento de Hemodinamia, debido a los riesgos bioéticos que lleva implícita, siempre haciendo uso de los principios de beneficencia y no maleficencia, autonomía y justicia, de la bioética médica

Se realizó además una revisión bibliográfica exhaustiva en el Centro de Información del Hospital y a través de las páginas Web publicadas en Internet y Bibliotecas virtuales en líneas. Para ejecutar este estudio se confeccionó un documento donde se plasmaron todos los elementos de interés por los autores, de acuerdo con el objetivo de la investigación, la que se constituyó en herramienta metodológica importante en su trabajo para evitar sesgos en la información.

Recolectada la información, se procesó de forma computarizada para lo cual fue creada una base de datos que permitió confeccionar tablas, donde se aplicó la estimación puntual y el porcentaje como medida de resumen para variables cualitativas ordinales.

Con un universo de 283 pacientes, fueron incluidos 99 pacientes de acuerdo a los criterios de inclusión y fueron excluidos 184 pacientes; 40 (IAMSEST), 120 (Angina estable), 24 (IAMCSST).

Criterios de inclusión: diagnóstico clínico de angina inestable de más de 12 horas de evolución.

Las variables que se tomaron en cuenta para este estudio

fueron las siguientes:

-Género, es el estado genotípico condicionado genéticamente y determina el género al que pertenece el individuo, el cual puede ser masculino o femenino.

-El factor de riesgo, se define como la exposición de un individuo que aumente la probabilidad de padecer alguna enfermedad.

-El cuadro clínico, definimos como el conjunto de signos y síntomas que presenta un individuo y constituyen un síndrome.

-La complicación, es una enfermedad o lesión que aparece durante el tratamiento de una enfermedad previa, que altera el pronóstico.

El análisis estadístico se realizó con los programas informáticos Microsoft Word Excel 2007 y SPSS; se compararon los resultados clínicos y complicaciones de los pacientes sometidos a este procedimiento. Se realizó una estadística básica, donde se analizan variables cuantitativas como edad mediante promedio y desviación standard. En el caso de variables cualitativas como género, factores de riesgo, cuadro clínico, el uso de medicación y la presencia de complicaciones al mes, a los 6 meses y al año; se obtuvieron frecuencias relativas y sus respectivos porcentajes.

Se utilizó la prueba Chi cuadrado mediante Test de Fisher; para determinar la relación entre la variable dependiente (pacientes sintomáticos) con las variables intervinientes (edad, género, factores de riesgo, cuadro clínico y uso de medicación) para corroborar la relación entre las mismas, al establecer la significancia estadística si llegase a existir.

Analizando las características sociodemográficas y clínicas, con un total de 99 pacientes, la edad de la población estaba comprendida entre 30 a 84 años con un promedio de 60.7 años desviación estándar (DE±) 10,4; donde se encontró que los pacientes de género femenino fueron de 24 (24,2%); en comparación con el género masculino 75 (75.8%).

Se analizaron antecedentes patológicos donde se obtuvo que 79 (79.8%) presentaron HTA; 32 (32,3%) presentaron DM 2; 54 (54,5%) presentaron dislipidemia, 8 (8,1%) presentaron IRC; 3 (3,0%) presentaron ECV; 78 (78,8%) presentaron IAM previo y 16 (16,2%) presentaron tabaquismo. **(Ver Tabla 1).**

Dentro del estudio, se analizó el uso de medicación de los 99 pacientes, reportando que; 43 (43,9%) utilizaron IECA; 42 (42,9%) utilizaron BRA; 73 (74,5%) utilizaron Beta Bloqueantes; 91 (92,9%) utilizaron ASA; 76 (77,6%) utilizaron Tienopiridinas y 23 (23,2%) utilizaron Ticagrelor. (**Ver Tabla 2**).

Todos los pacientes que presentaron angina inestable de más de 12 horas de evolución luego de ser intervenidos por Angioplastia, estuvieron en observación intrahospitalaria para descartar alguna complicación del procedimiento; dando como resultados que de los 99 pacientes en estudio; 90 (90,9%) fueron asintomáticos; 5 (5,1%) presentaron hematoma; 2 (2,0%) óbito; 1 (1,0%) presentó sangrado; 1 (1,0%) presentó choque cardíaco; mientras que 0 (0%) no presentó IAM. (**Ver Tabla 3**).

Tabla 1. Características clínicas de la población estudiada.

VARIABLE	N	PORCENTAJE
TOTAL	99	100%
HTA	79	79,8%
DM 2	32	32,3%
DLP	54	54,5%
IRC	8	8,1%
ECV	3	3,0%

IAM previo	78	78,8/%
Tabaquismo	16	16,2%

HTA: Hipertensión Arterial **DM 2**: Diabetes Mellitus 2

DLP: Dislipidemias

IRC: Insuficiencia Renal Crónica

ECV: Evento cerebro-vascular

Fuente: Base de datos de la Investigación

Tabla 2. Distribución de los pacientes según la medicación consumida.

MEDICACIÓN	N	PORCENTAJE
TOTAL	99	100%
IECA	43	43.9%
BRA	42	42.9%
Bloqueante Beta	73	74.5%
ASA	91	92.9%
Tienopiridina	76	77.6%
Ticagrelor	23	23.2%

IECA: Inhibidor de la enzima convertidora de angiotensina.

BRA: Bloqueadores de los receptores de angiotensina II

ASA: Ácido acetilsalicílico

Fuente: Base de datos de la Investigación

Tabla 3. Evolución intrahospitalaria de los pacientes estudiados.

CARACTERÍSTICA	N	PORCENTAJE
TOTAL	99	100%
Asintomático	90	90,9%
Sangrado	1	1,0%
Choque Cardíaco	1	1,0%
IAM	0	0,0%
Óbito	2	2,0%
Hematoma	5	5,1%
IAM: Infarto Agudo de Miocardio		

Fuente: Base de datos de la Investigación

Una vez los pacientes dados de alta, se estudió su evolución post –intervención al 1 mes, a los 6 meses y al año. Para determinar la eficacia de la angioplastia se analizaron las complicaciones en orden de frecuencia y tiempo; dando como resultados:

Al mes de la intervención se pudo observar que; 91 (91,9%) fueron asintomáticos; en comparación con los sintomáticos 8 (8,1%); siendo la disnea o angor la única complicación en este grupo. A los 6 meses de la intervención se pudo observar que; 89 (89,9%) fueron asintomáticos; en comparación con los sintomáticos 10 (10.1%); siendo la disnea o angor la complicación más frecuente 6 (6,1%); seguida de óbito 2 (2,1%); SCA 1 (1,0%) y NRV 1 (1,0%). Al año de la intervención se pudo observar que;73 (90,1%) fueron asintomáticos; en comparación con los sintomáticos 8 (9,9%), siendo la disnea o angor la única complicación. **(Ver Tabla 4).**

Tabla 4. Evolución de la población tras 1, 6 y 12 meses de la angioplastia.

EVOLUCION	1 MES		6 MESES		12 MESES	
	F	%	F	%	F	%
Asintomático	9	91,9%	8	89,9%	73	90,1%
Angor o disnea	8	8,1%	6	6,1%	8	9,9%
SCA	0	0%	1	1,0%	0	0%
Óbito	0	0%	2	2,0%	0	0%
NRV	0	0%	1	1,0%	0	0%
F: FRECUENCIA **SCA:** Síndrome Coronario Agudo						

Fuente: Base de datos de la Investigación

Dentro de las variables cualitativas que se analizaron, se asoció la presencia de complicaciones de éstas de forma intrahospitalaria y extrahospitalaria.

Las complicaciones durante la estancia hospitalaria asociadas a las características sociodemográficas y clínicas; reportaron que; dentro del grupo de edad los <60 años 41, fueron asintomáticos, y 1 sintomático en comparación con los ≥60 años, 49 fueron asintomáticos y 8 sintomáticos dando una p = 0,046; con respecto al género, el género femenino presentó más complicaciones 6, siendo 18 asintomáticas; en comparación con el género masculino 3 que presentaron complicaciones mientras que 18 fueron asintomáticos, dando una p = 0,002.

Dentro de los antecedentes patológicos, se reportó que; de todos los pacientes con HTA 20 fueron asintomáticos en comparación con los que no presentaban HTA 70 fueron asintomáticos, y 9 sintomáticos dando una p = 0,113; los pacientes con DM2 28 fueron asintomáticos y 4 sintomáticos en comparación con los que no tenían DM2 62 fueron asintomáticos y 5 sintomáticos dando una p = 0,415.

Los pacientes con dislipidemia 49 fueron asintomáticos y 5 sintomáticos, en comparación con los que no presentaban 41 fueron asintomáticos y 4 sintomáticos dando una p = 0,949; pacientes con IRC 7 fueron asintomáticos y 1 asintomático en comparación con los que no tenían 83 asintomáticos y 8 sintomáticos dando una p = 0,726; pacientes con IAM previo 72 fueron asintomáticos y 6 sintomáticos en comparación con lo que no presentaron 18 fueron asintomáticos y 3 sintomáticos dando una p = 0,351 y pacientes con antecedentes de tabaquismo 15 fueron asintomáticos y 1 sintomático en comparación con los que no presentaban 75 fueron asintomáticos y 8 fueron sintomáticos dando una p = 0,666.

En las complicaciones a corto plazo se reportó que; con relación a la edad, los< 60 años: 32 fueron asintomáticos y 10 sintomáticos, en comparación con los ≥ 60 43 fueron asintomáticos y 14 sintomáticos dando una p = 0,931; el género masculino: 56 fueron asintomáticos y 19 sintomáticos en comparación con el género femenino: 19 fueron asintomáticas y 5 sintomáticos dando una p = 0,654.

Los pacientes con HTA: 62 fueron asintomáticos y 17 sintomáticos en comparación con los que no presentaban 13 fueron asintomáticos y 7 sintomáticos dando una p = 0,209; los pacientes con DM2: 25 fueron asintomáticos y 7 sintomáticos en comparación con los que no presentaban 50 fueron asintomáticos y 17 fueron sintomáticos dando una p = 0,704; pacientes con dislipidemia 42 fueron asintomáticos y 12 sintomáticos en comparación con lo que no tenían 33 fueron asintomáticos y 12 sintomáticos dando una p = 0,607; pacientes con IRC: 6 fueron asintomáticos y 2 sintomáticos en comparación con los que no tenían 69 fueron asintomáticos y 22 sintomáticos dando una p = 0,958; pacientes con ECV 1 fue asintomáticos y 2 sintomáticos en comparación con los que no presentaron 74 fueron asintomáticos y 22 sintomáticos dando una p = 0.082.

Los pacientes con IAM previo: 59 fueron asintomáticos y 19 sintomáticos en comparación con los que no presentaron 16 fueron asintomáticos y 5 sintomáticos dando una p = 0,958 y pacientes con antecedentes de tabaquismo 12 fueron asintomáticos y 4 sintomáticos en comparación con los que no presentaron 63 fueron asintomáticos y 20 sintomáticos dando una p = 0,938. **(Ver Tabla 5).**

Dependiendo del uso de medicación se estudiaron las complicaciones de las mismas durante la estancia hospitalaria y tardía; dando como resultados que: Durante la estancia hospitalaria de los 99 pacientes los que utilizaron IECA, 41 resultaron asintomáticos y 2 sintomáticos en comparación con los que no utilizaron 49 resultaron asintomáticos y 6 sintomáticos dando una p = 0,262; los que utilizaron BRA, 38 resultaron asintomáticos y 4 sintomáticos en comparación con los que no utilizaron 52 resultaron asintomáticos y 4 sintomáticos dando una p = 0,670.

Los que utilizaron BB 67 resultaron asintomáticos y 6 sintomáticos en comparación con los que no utilizaron 23 resultaron asintomáticos y 2 sintomáticos dando una p = 0,972; los que utilizaron ASA 85 resultaron asintomáticos y 6 sintomáticos en comparación con los que no utilizaron 5 resultaron asintomáticos y 2 sintomáticos dando una p = 0,041; los que utilizaron Tienopiridinas 70 resultaron asintomáticos y 6 sintomáticos en comparación con los que no utilizaron 20 resultaron asintomáticos y 2 sintomáticos dando una p = 0,857 y con Ticagrelor 20 resultaron asintomáticos y 3 sintomáticos en comparación con los que no utilizaron 70 asintomáticos y 6 sintomáticos dando una p = 0.452. **(Ver Tabla 6).**

Las complicaciones a corto plazo reportaron que los pacientes que utilizaron IECA 35 resultaron asintomáticos y 8 sintomáticos en comparación con los que no utilizaron 9 resultaron asintomáticos y 16 sintomáticos dando una p = 0,231; los que utilizaron BRA 29 resultaron asintomáticos y 13 sintomáticos en comparación con los que no utilizaron 45 resultaron asintomáticos y 11 sintomáticos dando una p = 0,198; los que utilizaron BB 55 resultaron asintomáticos y 18 sintomáticos en comparación con los que no utilizaron 19 resultaron asintomáticos y 6 sintomáticos dando una p = 0,947.

Los que utilizaron ASA 68 resultaron asintomáticos y 23 sintomáticos en comparación con los que no utilizaron 6 resultaron asintomáticos y 1 sintomático dando una p = 0,515; los que utilizaron Tienopiridinas 58 resultaron asintomáticos y 18 sintomáticos en comparación con los que no utilizaron 16 resultaron asintomáticos y 6 sintomáticos dando una p = 0,730 y los que utilizaron Ticagrelor, 17 resultaron asintomáticos y 6 sintomáticos con los que no utilizaron 58 resultaron asintomáticos y 18 sintomáticos dando una p = 0,814. **(Ver Tabla 6).**

Tabla 5. Variables clínicas y sociodemográficas asociadas a la presencia de complicaciones intrahospitalarias y tardías.

VARIABLE	Complicaciones Intrahospitalarias		Valor p	Complicaciones Tardías		Valor p
	Si	NO		SI	NO	
Edad						
< 60 años	1	41		10	32	
≥ 60 años	8	49	0,046	14	43	0,931
Sexo						
Masculino	3	72		19	56	
Femenino	6	18	0,002	5	19	0,654
HTA						
Sí	0	20		17	62	
No	9	70	0,113	7	13	0,209
DM2						
Sí	4	28		7	25	
No	5	62	0,415	17	50	0,704
Dislipidemia						
Sí	5	49		12	42	
No	4	41	0,949	12	33	0,607
IRC						
Sí	1	7		2	6	
No	8	83	0,726	22	69	0,958
ECV						

Sí	0	3	0,578	2	1	0,082
No	9	87		22	74	
IAM previo						
Sí	6	72	0,351	19	59	0,958
No	3	18		5	16	
Tabaquismo						
Sí	1	15	0.666	4	12	0.938
No	8	75		20	63	
HTA: Hipertensión Arterial **DM 2:** Diabetes Mellitus 2 **DLP:** Dislipidemias **IRC:** Insuficiencia Renal Crónica **ECV:** Evento cerebro-vascular						

Fuente: Base de datos de la Investigación

Tabla 6. Medicamentos asociados a la presencia o no de complicaciones intrahospitalarias y tardías.

Variable	Complicaciones Intrahospitalarias		Valor p	Complicaciones Tardías		Valor p
	SI	NO		SI	NO	
IECA (inhibidor de la Enzima Convertidora de Angiotensina)						
Sí	2	41	0,262	8	35	0,231
No	6	49		16	39	
BRA						
Sí	4	38	0,670	13	29	0,198
No	4	52		11	45	

Bloqueante Beta						
Sí	6	67		18	55	
No	2	23	0,972	6	19	0,947
ASA (Ácido Acetilsalicílico)						
Sí	6	85		23	68	
No	2	5	0,041	1	6	0,515
Tienopiridina						
Sí	6	70		18	58	
No	2	20	0,857	6	16	0,730
Ticagrelor						
Sí	3	20		6	17	
No	6	70	0,452	18	58	0,814

Fuente: Base de datos de la Investigación

Desde el punto de vista demográfico los resultados de este estudio, iniciado con 99 pacientes; con un promedio de edad de 60,7, guarda relación con otros ensayos realizados anteriormente como MASCARA, CONAREC que revelan promedios de edad de 60 a 69 +/- 11 años, siendo el género masculino dominante 75,8%.

Se corroboró que el Síndrome Coronario Agudo sin elevación del Segmento ST (SCSSEST); como se ha evidenciado en la literatura es más frecuente en pacientes de género masculino al ser la mayor parte de la población con un 75,8%. De la misma forma, se observó que en cuanto a factores de riesgo los más predominantes fueron HTA con 79,8%, IAM previo: 78,8% y dislipidemia 54,5%, datos similares coinciden con la investigación de Nilson López et cols, en su estudio Características clínicas y pronóstico de pacientes con Síndrome Coronario Agudo sin elevación del segmento ST y arterias sanas, al reportar; HTA 54,8% y dislipidemia con 59,3%.

La presencia de complicaciones intrahospitalarias se presentó en % de los pacientes. De acuerdo a la evolución de estos pacientes un 8.1% presentó complicaciones al mes, un 10,1% a los 6 meses, y un 9,9 % al año de haber realizado el procedimiento, siendo la disnea o angor la complicación más frecuente en los 3 tiempos de seguimiento. La mortalidad de pacientes con angina inestable de más de 12 horas de evolución sometidas a angioplastia fue nula.

Respecto al objetivo general del estudio, que consistía en evaluar la eficacia de la angioplastia como tratamiento en pacientes con angor de más de 12 horas de evolución; resultó que los pacientes asintomáticos predominaron el primer, sexto y décimo segundo mes posterior a la intervención con un promedio de 75,76%; en comparación con el 24,24% de pacientes sintomáticos, cuya complicación más frecuente fue el angor o disnea con un 24.1%.

Para establecer una referencia que nos permita verificar la eficacia de la angioplastia como tratamiento en pacientes con angina inestable de más de 12 horas de evolución, se procedió a calcular los porcentajes de las principales complicaciones, las mismas estudiadas en otros análisis, que reportan el 41.7% de complicaciones como sangrado, hematomas, siendo asintomáticos el 58.3%, resultados que coinciden con el presente estudio con un promedio de 90.0% de pacientes asintomáticos en comparación con los pacientes sintomáticos con el 8.3%.

Dentro de las limitaciones que se presentaron en este estudio, se puede mencionar que debido a que la recolección de datos fue realizada de forma retrospectiva mediante una base de datos, puede existir determinado sesgo de información. De igual manera mencionar que los efectos de los fármacos no pueden ser medidos de forma concluyente debido a que el 100% de los pacientes consumen más de un solo fármaco; sin dejar de mencionar el incumplimiento que tuviese con el mismo, es un factor de riesgo para futuras complicaciones.

No existe significado estadístico, los resultados comparativos son > 0.05 entre las variables clínicas y sociodemográficas asociadas a la presencia de complicaciones intrahospitalarias y tardías. P= 0.05

CONCLUSIONES Y RECOMENDACIONES

Una vez obtenidos los resultados en este estudio, se puede concluir que la terapia invasiva con Angioplastia en la sintomatología de más de 12 horas de evolución, tiene muy buenos resultados, al ser eficaz, manteniendo a la mayor cantidad de pacientes asintomáticos sin la necesidad de nuevas intervenciones.

En los pacientes que presentaron angina inestable, los factores de riesgo más frecuentes fueron hipertensión, infarto de miocardio anterior y dislipidemia evidenciando los puntos sobre los que habría que hacer mayor énfasis para prevenir el SCA en los pacientes o diagnosticarlo en fases más tempranas para evitar la progresión de la misma y a su vez las complicaciones que pudiesen presentar.

Este procedimiento presentó una tasa de mortalidad del 0% Sin embargo, sí se presentaron complicaciones tanto hospitalarias como durante el tiempo de seguimiento, siendo la principal la disnea o angor.

Se recomienda usar la angioplastia como tratamiento para la angina inestable aun después de las 12 horas de evolución clínica. Deben de analizarse los efectos de cada uno de los fármacos utilizados por los pacientes para conocer de manera más fidedigna sus efectos sobre las complicaciones.

BIBLIOGRAFIA

-Amariles, Pedro y Colectivo (s/f) Efecto de la interacción clopidogrel- omeprazol en el reingreso hospitalario de pacientes por recidiva de síndrome coronario agudo: estudio de casos y controles.

-Andadre-Castellanos y Colectivo (2014), Issu 6. Art No.: CD 003462. DOI: 10.1002/14651858.CD003462.pub3.

-Barbosa, María Helena y Colectivo (2013) Complicaciones en pacientes sometidos a Angioplastia Coronaria Transluminal Percutánea. Julio 2013.

-Batista, Ignacio, Santiago Alonso, Jorge Mayol. (2013) Angioplastia primaria en el infarto agudo de miocardio. Artículo de Revision. Rev Urug Car diol 2013; 28: 437-451

- Barrabe José A. y Colectivo (2015) Prognosis and Management of Acute Coronary Syndrome in Spain in 2012: The DIOCLES Study. Rev Esp Cardiol. 2015; 68(2):98–106

-Baeza Román, Anna y Colectivo (2014). Uso de estrategia invasiva precoz en pacientes diabéticos con síndrome coronario agudo sin elevación del ST. Medicina Clínica. Volume 142, ISSUE 10, 20 May 2014, Pages 427–431

-Balsa, y Colectivo (2014) Predictores del uso de la estrategia invasiva precoz en mujeres con síndrome coronario agudo sin elevación de ST. Medicina Intensiva. Volume 38, ISSUE 8, November 2014, Pages 483–491

-Bosch C, Marrugat J, Sanchis J. (2013) Bloquedores de glucoproteina plaquetaria IIB/IIIA para la revascularización coronaria percutánea, la angina inestable y el IAMSESST. Cochrane Database of Systematic Reviews 2013, Issue 11. Art. No.: CD002130. DOI: 10.1002/14651858.CD002130.pub4.

-Bonet A, Bardají A. (2011) Variabilidad en el tratamiento del síndrome coronario agudo sin elevación del ST y sus consecuencias. Rev Esp Cardiol Supl. 2011; 11(A):8-13.

-Carlevaro, Oscar y Colectivo. (1993) Angina Inestable. Revista Argentina de cardiología, noviembre-diciembre 1993, Volumen 61, Nro. 6

-Castro, Antonio de Miguel y Colectivo (2009) La reactividad plaquetaria post- tratamiento predice los eventos adversos a largo plazo mejor que la respuesta al clopidogrel en pacientes con síndrome coronario agudo sin elevación del ST. Revista

Española de Cardiología Volumen 62, ISSUE 2, February 2009, Pages 126–135

- Colivicchi, Furio, y Colectivo (2010) Dosis altas de atorvastatina versus terapia medica convencional después de un IAMSEST en pacientes con enfermedad de arteria coronaria no revascularizable. June 2010, Volumen 26, Nro. 6 (doi: 10.1185/03007100375146)

- Coto Valldeperas, Esteban, Luis Gutiérrez Jaike. (2009) Resultados clínicos y complicaciones de la angioplastía coronaria con stent en el Hospital México (Costa Rica) en el período 2005-2007. Rev. Costarr. Cardiol. 2009 Julio-diciembre, Volumen 11, No. 2

-Hoenig MR, Aroney CN, (2010) Scott IA. Early invasive versus conservative strategies for unstable angina and non-ST elevation myocardial infarction in the stent era. 2010 Mar 17 ;(3):CD004815. doi: 10.1002/14651858.CD004815.pub3.

-Houtart François. (2011) El concepto de Sumak Kausay (Buen vivir) y su correspondencia con el bien común de la humanidad* Revista Ecuador debate 84. Quito Ecuador Biblioteca Digital de Vanguardia para la Investigación en Ciencias Sociales Región Andina y América Latina. Disponible en http://hdl.handle.net/10469/3523

-Kom, Frederic, M.D., PH.D. (2001) Improving Outcomes in Acute Coronary Syndromes-The FRISC II Trial. Clin. Cardiol. Vol. 24 (Suppl. I), 1-3-1-7 (2001)

- Latour-Pérez, J. (2012) Uso de la estrategia invasiva precoz (EIP) en el síndrome coronario agudo sin elevación de ST. La paradoja continúa. Medicina Intensiva. Volume 36, ISSUE 2, March 2012, Pages 95–102

- López, Nilson, y Carlos Tenorio, Gloria Franco, (2011) Características clínicas y pronóstico a un año de pacientes con síndrome coronario agudo sin elevación del segmento ST y arterias coronarias sanas. Revista Colombiana de Cardiología. Volumen 18, ISSUE 6, November–December 2011, Pages 316–323

-Mancia G, Fagard R, y Colectivo (2013) Guía de práctica clínica de la ESH/ESC para el manejo de la hipertensión arterial

-Hipertens riesgo vasc. 2013; 30(Supl 3):4-91.-Oriol Rodríguez-

Leor, y Colectivo (2011) Análisis de los tiempos de atención en pacientes con infarto agudo de miocardio tratados con angioplastia primaria según su procedencia y según el horario de realización del procedimiento. Revista Española de Cardiología. Volumen 64, ISSUE 6, June 2011, Pages 476–483.

-Orozco Beltrán D, y Colectivo (2012) Tendencias en mortalidad por infarto de miocardio. Estudio comparativo entre España y Estados Unidos: 1990-2006. Revista Esp. Cardiol. 65 (12): 1079-85

- Palau, Patricia y Colectivo (2010) Effect of Invasive Treatment on Prognosis in Non-ST-Segment Elevation Acute Coronary Syndrome with or Without Systolic Dysfunction (SD). Rev Esp Cardiol. 2010; 63:915-24 - Vol. 63, Nro. 08. DOI: 10.1016/S1885-5857 (10)70185-7

-Peña Bofilla, Espronceda Sáncheza, y Colectivo (2014) Diagnóstico y tratamiento intervencionista en los pacientes del Hospital General Calixto García. CorSalud 2014 abril-Juni; 6 (2): 148-154.

-Poll Pineda, Jorge Armando (2017) Caracterización clínico

epidemiológica de pacientes con síndrome coronario agudo según sexo. Revista Medisan 2017, 21 (10): 3003. Santiago de Cuba.

- Ramírez-Marrero, Miguel A. y Colectivo (2014) Influencia del género sobre el pronóstico del síndrome coronario agudo sin elevación del segmento ST y los resultados de la terapia intervencionista precoz. Cardiocore. Volume 49, Issue 4, October–December 2014, Pages 148–156

-Roe, Matthew T. y Colectivo (2010) Treatments, Trends, and Outcomes of Acute Myocardial Infarction and Percutaneous Coronary Intervention. JACC 2010 July 56(4):254–63

-Ruiz-Nodar, y Colectivo (2010). Impacto del tipo de hospital en el tratamiento y evolución de los pacientes con síndrome coronario agudo

-Sallen Crombet y Colectivo (2010) Diagnóstico y tratamiento de la angina inestable aguda e infarto miocárdico sin elevación del segmento ST. Revista cubana de Investigaciones Biomédicas. 2010; 29 (2) 274-293

-Savonitto, Stefano; Nuccia Morici, Steefano (2014) De Servi, Treatment of Acute Coronary Syndromes in the Elderly and in patients with comorbidities. Rev Esp Cardiol. 2014; 67: 564-73.

-Serrano Ricardo, Giselle, y Colectivo (2012) Evolución clínica de pacientes con IAM tratados con angioplastia primaria. CorSalud 2012 Jul-Sep; 4(3):157-165

-Swahn, Eva Joakim Alfredsson. (2014) Tratamiento invasivo del síndrome coronario agudo sin elevación del segmento ST ¿Cateterismo cardíaco/revascularización en todos los casos? Rev Esp Cardiol. 2014; 67:218-21. Vol. 67 Núm.03 DOI: 10.1016/j.recesp.2013.11.003.

- Swahn, Eva y Joakim Alfredsson (2014) Invasive Treatment of Non–ST-segment Elevation Acute Coronary Syndrome: Cardiac Catheterization/Revascularization for All? Rev Esp Cardiol. 2014; 67:218-21 Vol. 67 Num.03 DOI: 10.1016/j.rec.2013.11.004.

-Sprockel, John Jaime y Colectivo (2014). Descripción clínica y tratamiento de los pacientes con síndrome coronario agudo. Acta Médica Colombiana Vol. 39 N°2 ~ abril-junio 2014

-Vale N, Nordmann AJ, Schwartz GG, y Colectivo (2014) Estatinas para síndrome coronario agudo. Statins for acute coronary síndrome. Cochrane Database of Systematic Reviews

2014, Issue 9. Art. O.: CD006870. DOI: 10.1002/14651858.CD006870.pub3.

-Vidan Teresa (2014) Situaciones clínicas más relevantes. Síndrome coronario agudo.

-Wald, David S. M.D., y Colectivo (2013) Estudio randomizado de angioplastia preventiva en el Infarto de Miocardio. N Engl J Med 2013; 369:1115-23. DOI: 10.1056/NEJMoa1305520 sin elevación del ST. Revista Española de Cardiología Volumen 63, ISSUE 4, April 2010, Pages 390–399

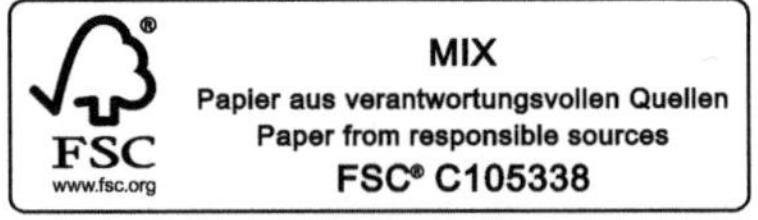

Printed by Books on Demand GmbH, Norderstedt / Germany